LETTRES

SUR

LA DISSOLUTION

DES CALCULS URINAIRES

ET

LA CURE RADICALE DES HERNIES,

ADRESSÉES A L'INSTITUT

Par M. Bonnet,

Chirurgien en chef (désigné) de l'Hôtel-Dieu de Lyon.

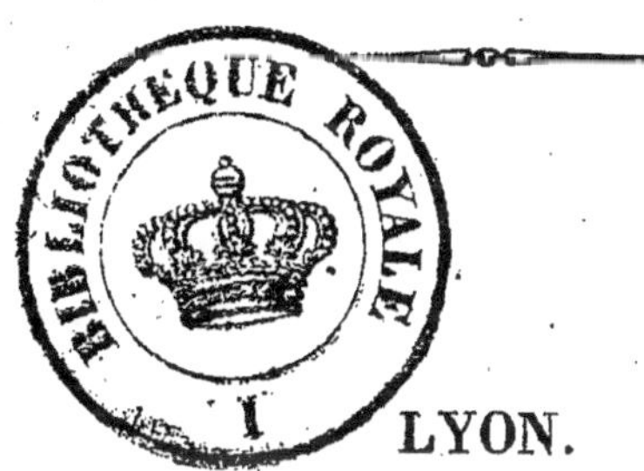

LYON.

IMPRIMERIE DE L. BOITEL,

QUAI SAINT-ANTOINE, 36.

1836.

LETTRES

SUR LA DISSOLUTION

DES CALCULS URINAIRES

ET LA

Cure radicale des Hernies.

PREMIÈRE LETTRE

COMMUNIQUÉE A L'INSTITUT

Dans sa séance du 17 Juin 1835.

Messieurs,

J'ai l'honneur de vous adresser l'exposé sommaire
de quelques expériences sur la Dissolution des Calculs
Urinaires.

On sait que l'acide nitrique ou la potasse dissolvent la plupart de ces calculs ; mais la connaissance
de cette réaction est restée sans application dans la
pratique, par la difficulté de connaître celui de ces
deux agens qu'il faudrait employer, et surtout par l'im-
possibilité de les faire agir sur les calculs, sans enflam-
mer, sans cautériser la vessie. Il m'a semblé que l'on
pourrait obvier à ces incertitudes et à ces dangers en se
servant de la dissolution d'un sel neutre à base alca-

line , du nitrate de potasse par exemple , et soumettant le calcul plongé dans cette dissolution à l'action d'un courant galvanique. Supposons , me suis-je dit , que deux faces opposées du calcul soient recouvertes par des fils , dont l'un communique avec le pôle positif et l'autre avec le pôle négatif de la pile , le nitrate de potasse sera décomposé , l'acide nitrique se portera sur l'un des conducteurs , la potasse sur l'autre. Un des côtés du calcul sera donc en contact avec un acide , un autre avec un alcali. Alors , s'il est formé de phosphates insolubles , il se dissoudra du côté acide ; s'il est formé d'acide urique ou d'urate d'ammoniaque , du côté alcalin ; il sera plongé cependant dans une liqueur neutre , car aussitôt que l'acide nitrique ou la potasse s'éloigneront des fils électrisés , ils se combineront pour reproduire le sel dont ils forment les éléments.

L'expérience a confirmé la justesse de ces apperçus et dissipé les doutes que pouvaient faire naître les recherches de Davy sur la perte qu'éprouvent dans leur force d'affinité , les éléments chimiques qui se trouvent sous l'action d'un courant électrique qui les emporte ; tant il est vrai que cette perte , cette sorte de neutralisation s'observe dans le trajet que parcourent les éléments des sels décomposés et non point autour des fils où ils se concentrent.

Le premier appareil dont je me suis servi est assez simple pour être construit en quelques instants. Ayant pris deux fils de platine, je contournai plusieurs fois sur elle même l'une des extrémités de chacun d'eux , de manière à en former une sorte de cuillère à jour , et j'engageai l'autre extrémité dans un tube de verre. Les

cuillères placées sur des faces opposées du calcul, fu-
rent serrées entre celui-ci et les tubes de verre, et pour
que le contact fut intime, je maintins ces tubes réunis
à l'aide d'un bouchon percé de deux trous. Le calcul
ainsi saisi, je le plongeai dans une dissolution de nitrate de potasse (quatre gros de ce sel dans quatre onces d'eau), et j'établis la communication entre les fils
de platine et les pôles de la pile. Je répétai plusieurs
fois l'expérience en me servant de calcul formé de phosphate d'ammoniaque et de magnésie, de phosphate de
chaux, d'ammoniaque et de magnésie, d'urate d'ammoniaque, d'acide urique et d'oxalate de chaux. J'ob-
tins les résultats suivants.

Les calculs d'oxalate de chaux sont seuls inattaqua-
bles, les autres sont partiellement détruits ; dans le
cours de l'expérience, l'on voit la cuillère s'enfoncer
graduellement dans le calcul, toujours il est vrai d'un
seul côté, du côté acide ou du côté alcalin, suivant que
le calcul a pour base des phosphates ou de l'acide ur-
rique, et lorsqu'on démonte l'appareil, on trouve une
cavité plus ou moins profonde qui conserve aussi exac-
tement que le ferait de la cire, les inégalités de la
cuillère.

Si le calcul est d'une grande densité, et que ses dif-
férentes couches ne laissent aucun intervalle entre elles,
la dissolution se borne au point touché, mais si le calcul est formé de lames faiblement unies comme on le
voit assez souvent dans les calculs d'urate d'ammoniaque et dans les phosphates triples, ou bien s'il est po-
reux comme le sont d'ordinaire les phosphates ammonia-
caux magnésiens, il se ramollit, et ses couches se sé-

parent avec facilité. La partie dissoute ne reste pas en solution dans la liqueur, elle se précipite sous forme de nuage, à l'état de sous-phosphate ou à celui d'acide urique. L'on conçoit en effet que si l'acide nitrique a dissous une portion de calcul, en le faisant passer à l'état de phosphate acide, la potasse développée au pôle négatif ne tarde pas à neutraliser cet excès d'acide, et à précipiter le sous-phosphate ; comme dans le cas où il se forme de l'urate de potasse, l'acide nitrique dégagé au pôle positif s'empare de la potasse pour précipiter l'acide urique.

Si les réactions que je viens de décrire étaient promptes et puissantes, l'application pratique offrirait peu de difficulté. Malheureusement elles sont faibles et lentes. L'effet le plus marqué que j'ai obtenu est une diminution de quatre décigrames sur un calcul ammoniaco-magnésien. Je me servais d'une pile à colonne de cent couples carrés, dont le côté était de deux pouces et demie, je la chargeai le soir avec une dissolution saline légèrement acide ; le lendemain matin j'observai le résultat indiqué. Dans les autres cas l'action a été beaucoup plus faible encore, et a présenté des variétés nombreuses. Parmi les causes de ces variétés, celle que j'ai le mieux appréciée est celle qui dépend de la nature des calculs : les phosphates d'ammoniaque et de magnésie se dissolvent mieux que tous les autres, puis viennent les phosphates contenant de la chaux, l'urate d'ammoniaque et enfin l'acide urique.

Après ces expériences, j'ai recherché l'action que le courant galvanique exerce sur une même espèce de calcul plongée dans diverses dissolutions salines. J'ai essayé le phosphate, l'hidro-chlorate et le borate de soude, le fluate de potasse ; mais jusqu'à présent je n'ai trouvé aucun sel dont les éléments eussent une action aussi générale et aussi puissante que ceux du nitrate de potasse. Je dois faire remarquer que lorsqu'au lieu de dissoudre ce sel dans l'eau, on le dissout dans l'urine d'un homme sain, c'est-à-dire dans une urine acide, l'on agit avec plus de puissance sur les calculs phosphatiques, avec plus de lenteur sur les calculs d'acide urique.

Les sels de l'urine sont du reste décomposés par l'action du courant galvanique ; lorsqu'on plonge dans ce liquide les deux fils d'une pile, le fil positif devient acide et le fil négatif alcalin. Les calculs placés entre ces fils sont graduellement dissous, et si l'action est moins sensible alors que dans les solutions de nitrate de potasse, c'est que la proportion de sels n'est pas assez considérable dans l'urine, et que plusieurs des bases qu'elle renferme, telles que la magnésie, la chaux et l'ammoniaque n'ont sur l'acide urique qu'une action dissolvante bien inférieure à celle de la potasse.

En résumé, je crois avoir résolu ces deux problèmes : porter sur les calculs urinaires des acides ou des alcalis, sans que ces réactifs puissent se répandre dans l'urine que contient la vessie ; éviter l'incertitude qui peut résulter dans le choix des dissolvants de la variété que présentent les calculs solubles tantôt dans les acides, tantôt dans les alcalis. De là à une dissolution prompte et complète, et surtout à une dissolution sur le vivant, la distance est immense, mais elle n'est point infranchissable ; le principe une fois posé, les conséquences pratiques doivent en être déduites. Pour le faire cependant, les travaux de plusieurs hommes sont indispensables ; ces travaux se joindront aux miens, et c'est pour les provoquer que j'ai cru devoir publier dès à présent des idées qui n'ont pas reçu tout leur développement, des recherches que je considère comme seulement commencées.

Veuillez agréer, Messieurs,

A. B.

SECONDE LETTRE

COMMUNIQUÉE A L'INSTITUT

Dans sa séance du 11 avril 1836.

Messieurs,

J'ai l'honneur de vous adresser la description succinte d'une méthode destinée à guérir radicalement les hernies.

Cette méthode consiste à piquer des épingles près de l'anneau, à travers les enveloppes herniaires ; à les disposer de manière à ce qu'elles maintiennent en contact les parois du sac, et à les laisser en place jusqu'à ce que l'inflammation adhésive se soit développée. J'en ai conçu l'idée d'après les résultats avantageux qu'on obtient en traitant les varices des jambes par l'introduction et le séjour des épingles dans les parois des veines. Sur onze variqueux que j'ai soumis à cette méthode, deux seulement, très-avancés en âge, n'ont éprouvé que de l'amélioration : tous les autres, de 23 à 52 ans, ont été complètement guéris.

Les épingles ne peuvent oblitérer les hernies qu'autant qu'elles en rapprochent les parois, ne se déplacent point, et, dans la hernie inguinale, n'exposent

ni à la piqûre, ni à la compression des vaisseaux sper-
matiques.

J'ai rempli ces conditions en plaçant le cordon dans
l'intervalle des épingles, donnant à celles-ci deux têtes
par la torsion de leur pointe, et rapprochant ces têtes
préalablement grossies par un morceau de liége, au
point de comprimer avec une certaine force toutes
les parties situées entre elles.

Les objets que nécessite cette petite opération sont :
1° trois ou quatre épingles ordinaires, longues d'un
pouce et demi ; 2° un nombre double de morceaux de
liége ayant le volume et la forme de l'extrémité du petit
doigt ; 3° une pince à chapelet.

Avant de me servir des épingles, je fais traverser à
chacune d'elles le milieu de l'un des morceaux de liége,
et je pousse celui-ci jusqu'à la tête de l'épingle, dont
il augmente le volume.

La hernie réduite, je saisis la racine des bourses
aussi près que possible de l'anneau, et je place le cordon dans le cercle formé par le pouce et l'indicateur
gauche : les extrémités de ces doigts fortement rap-
prochées, je pique une épingle au devant de leurs
ongles, en arrière des enveloppes de la hernie et près
du ligament suspenseur de la verge ; je l'enfonce jusqu'à ce que sa tête appuie sur la peau et que sa pointe
fasse saillie en avant ; je passe alors celle-ci dans le
centre de l'un des morceaux de liége que je pousse assez avant pour que les parties situées entre lui et la tête
grossie de l'épingle soient légèrement comprimées ; je
termine en fixant celle-ci par la disposition circulaire
que je donne à sa pointe avec une pince à chapelet.

La première épingle étant ainsi placée , je porte le cordon entre elle et les extrémités du pouce et de l'indicateur gauche, que je rapproche autant que possible l'un de l'autre ; je pique, en suivant l'extrémité de ces doigts, une deuxième épingle parallèle à la première, située de six à sept lignes plus en dehors, et fixée ensuite avec les même précautions. Le cordon tout entier se trouve placé entre la première et la deuxième épingle , si la pression des viscères herniés n'en a point isolé les diverses parties : mais si les nerfs et les vaisseaux qui le composent ont été séparés, quelques-uns peuvent ne point être compris dans l'intervalle des deux premières épingles ; je les place entre la deuxième et la troisième , qui dans tous les cas me paraît nécessaire, et que je pique de six à sept lignes en dehors de celle qui la précède.

Une seule fois je me suis contenté de trois épingles ; deux fois j'en ai mis quatre , et chez le dernier malade que j'ai opéré, m'étant aperçu que la rangée des trois premières pouvait être éloignée d'un travers de doigt de l'anneau , j'en mis trois autres plus près de celui-ci.

En général l'inflammation et la douleur n'ont commencé à se développer que vers le quatrième jour ; j'ai attendu pour retirer les épingles que cette inflammation fût assez vive et que leur tête postérieure eût commencé à ulcérer la peau.

En me guidant sur cette règle , je les ai retirées du sixième au douzième jour ; il fallait préalablement couper une de leurs extrémités avec des tenailles inci-

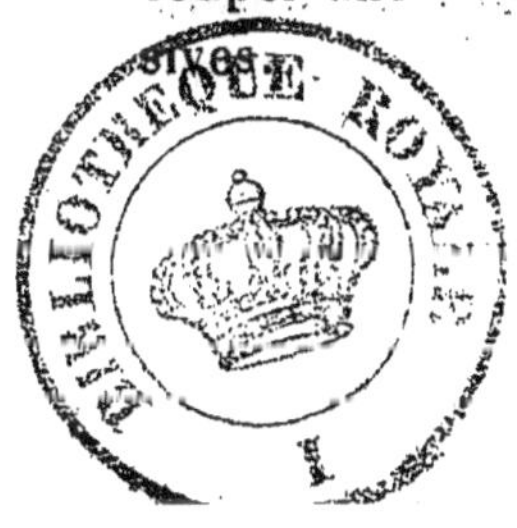

J'ai opéré par cette méthode quatre hommes affectés de hernies inguinales droites : parmi eux, deux encore dans la force de l'âge avaient des hernies peu volumineuses : trois semaines ont suffi à leur guérison. Un vieillard de soixante-sept ans portait un entérocèle descendant jusqu'au fond des bourses, et que les bandages ne contenaient qu'imparfaitement : c'est celui à qui j'ai mis six épingles. Après un mois de traitement, il pouvait se lever et marcher sans que les viscères eussent de la tendance à sortir. Cinq semaines ont été nécessaires à la guérison du premier que j'ai traité. Sa hernie avait trente ans d'existence ; depuis six ans l'inutilité des bandages l'avait forcé à les abandonner ; l'anneau inguinal permettait l'introduction de cinq doigts réunis, et la tumeur dépassait le tiers supérieur de la cuisse.

Tous ces malades, après le temps que je viens d'indiquer, toussaient et se promenaient sans que la hernie pût s'échapper. L'on ne pouvait reconnaître distinctement l'anneau, qui paraissait confondu avec toutes les parties environnantes par ce tissu cellulaire qui succède à l'organisation de la lymphe plastique.

Je n'ai revu que les deux malades dont la hernie était petite ; après un mois de séjour hors de l'hôpital, leur guérison était toujours solide.

D'après ces faits et d'après ceux qu'ont fait connaître les expériences sur l'acupuncture et l'oblitération des veines, il est aisé de voir que la méthode que je propose pour la guérison des hernies est simple, facile à exécuter, presque sans douleur, et qu'elle détermine sûrement l'inflammation adhésive. Si celle-ci est prompte à se développer, on l'arrête dans sa marche par l'arrachement des épingles : si elle est lente, on laisse celles-ci en place, et dès-lors l'on proportionne toujours l'intensité de l'irritation à la susceptibilité que présentent les malades.

DISSOLUTION DES CALCULS URINAIRES.

J'ai eu l'honneur d'adresser à l'Institut, dans le mois de juin de l'année dernière, une communication sur la dissolution des calculs urinaires ; je montrais que c'était faire une application vicieuse des principes du galvanisme, que de chercher à décomposer par la pile des calculs plongés dans de l'eau pure. Dans cette expérience, c'est l'eau qui sert de conducteur aux deux électricités qui s'attirent ; c'est elle, et non le calcul, qui est décomposée, et je montrais par l'expérience et par le raisonnement, que pour détruire les concrétions urinaires à l'aide de la pile, il fallait que celles-ci fussent plongées dans la dissolution d'un sel à base alcaline, du nitrate de potasse, par exemple. Ce sel étant décomposé et ses éléments attirés par les fils de la pile mis en contact avec le calcul, celui-ci est dissous du côté acide s'il est formé de phosphates insolubles, du côté alcalin s'il est formé d'acide urique ou d'urates.

Depuis cette communication, je me suis assuré que l'on pouvait injecter pendant plusieurs jours de suite dans la vessie des chiens jusqu'à six gros de nitrate de potasse dissous dans six onces d'eau, sans que ces animaux parussent ressentir de la douleur; qu'ils ne faisaient des efforts pour rejeter la dissolution saline, et n'éprouvaient un abattement passager que lorsqu'on allait à huit ou dix gros que je n'ai jamais dépassés.

Avec des instruments bien moins complets que ceux que j'ai fait construire depuis, j'ai obtenu sur une jument, dans l'espace d'une heure, une dissolution de huit grains d'un calcul de phosphate triple préalablement pésé. (MM. Prévost et Dumas n'avaient obtenu qu'une diminution d'un grain par heure.) Une livre d'eau, tenant huit gros de nitrate de potasse en dissolution, avait été injectée dans la vessie; la pile avait trente plaques. La même expérience répétée sur un cheval ne donna qu'une diminution de six grains en une heure; mais le sang qui s'écoula de la plaie qu'on avait été obligé de faire se coagula autour du calcul et ralentit sans doute la dissolution. Enfin je suis parvenu à faire construire un instrument dont les branches sont disposées à peu près comme celles du lithotriteur de M. Civiale; l'isolement des deux tiges qui doivent conduire l'électricité y est réuni à la facilité des mouvements; au centre existe un canal qui pourrait donner au malade la facilité d'uriner, et au chirurgien celle de renouveler l'injection.

Quelque avancée que soit l'exécution de cet instrument, plusieurs mois doivent s'écouler encore avant qu'il soit assez perfectionné pour mériter d'être soumis au jugement de l'Institut.

Quand mes recherches auront acquis plus de développement et de certitude, a ces communications né-

cessairement incomplètes je ferai succéder des mémoi-
res plus étendus.

Veuillez agréer, Messieurs,

A. BONNET,

Chirurgien en chef (désigné) de l'Hôtel-Dieu de Lyon.

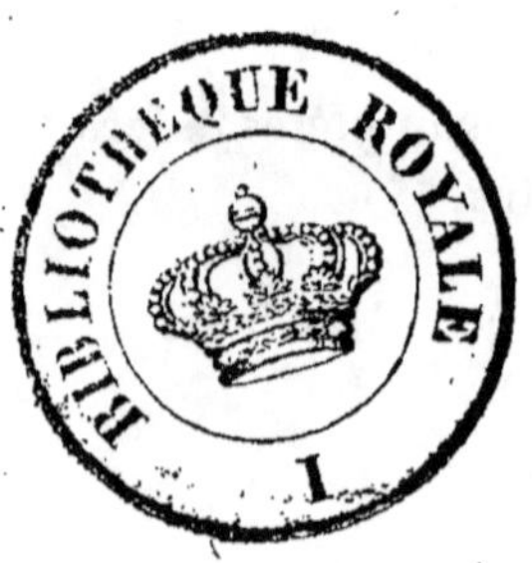

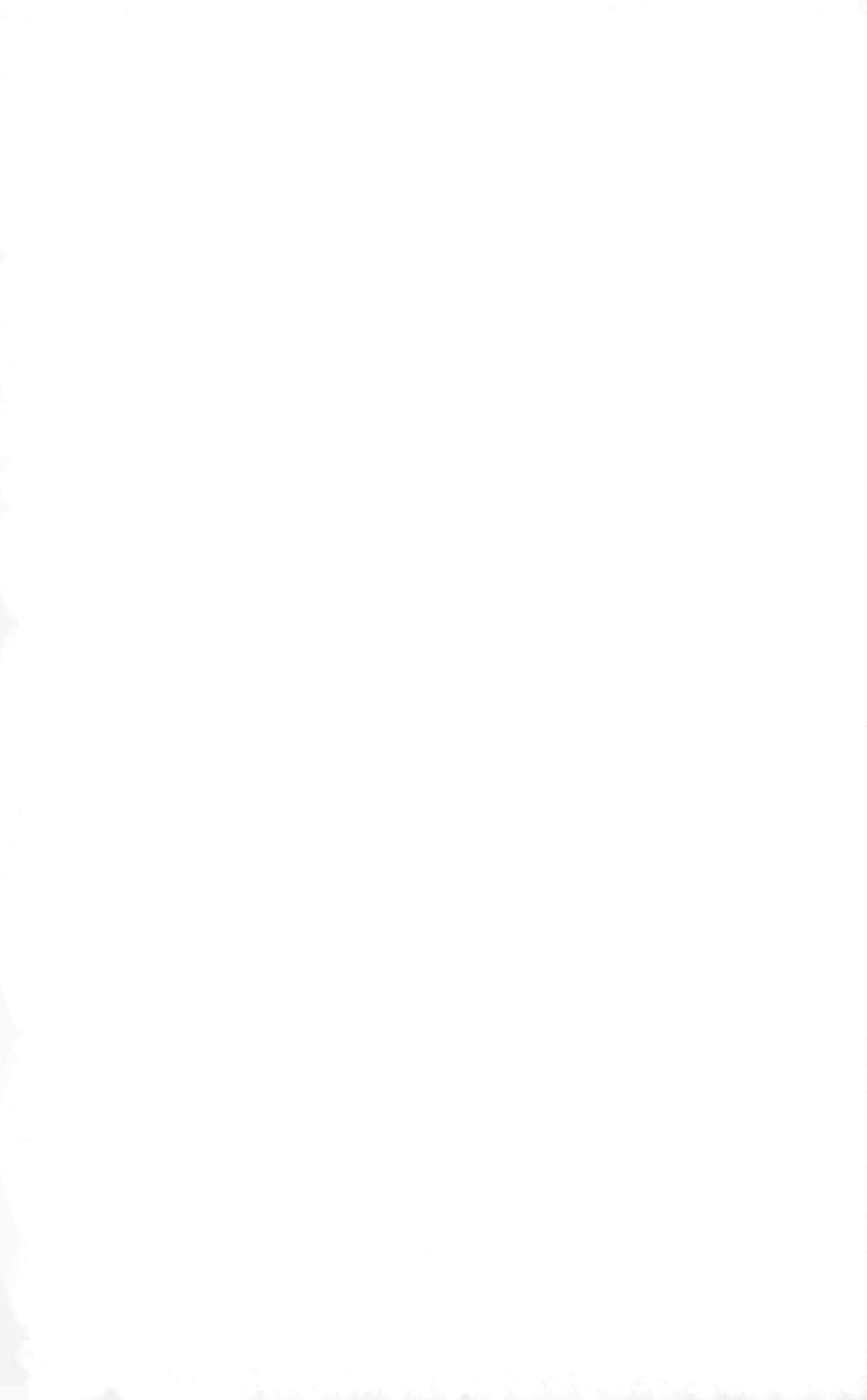